AF585806

HYGIÈNE PUBLIQUE

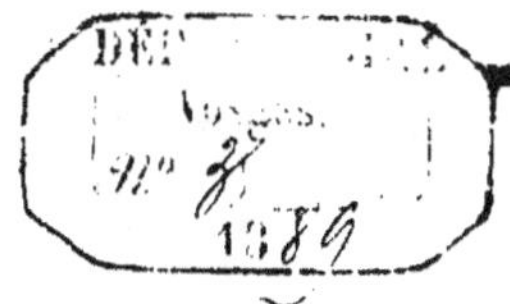

DE

L'ISOLEMENT

ET DE LA

DÉSINFECTION

DANS LA

ROUGEOLE

Par le Dr LARDIER, de Rambervillers

MEMBRE DU CONSEIL SUPÉRIEUR DE L'ASSISTANCE PUBLIQUE.

Td 63
84

RAMBERVILLERS
TYPOGRAPHIE ET LITHOGRAPHIE CH. MÉJEAT JEUNE

1889

DE

L'ISOLEMENT

ET DE LA

DÉSINFECTION

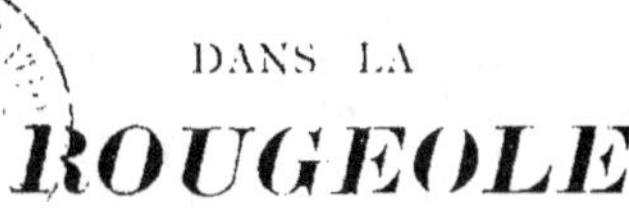

DANS LA

ROUGEOLE

Par le Dr LARDIER, de Rambervillers

Membre du Conseil Supérieur de l'Assistance Publique

Il semble qu'il n'y ait plus rien à dire sur la rougeole, et cependant cette maladie si commune et si connue a préoccupé dernièrement encore un certain nombre de médecins de la capitale.

En province nous considérons la rougeole comme une maladie contagieuse; il est ridicule de le dire; nous la reconnaissons du premier coup d'œil, aux premiers symptômes; nous sommes appelés à la soigner dans un nombre restreint de cas; car la plupart du temps on se passe du médecin pour une affection généralement aussi bénigne. Quand nos conseils sont demandés, nous nous bornons à prescrire quelques drogues sans importance et sans vertu. En ce qui touche à la prophylaxie, nous sommes, en thèse générale, impuissants à arrêter les progrès de l'épidémie, et toutes les mesures que nous pouvons prendre pour nous y opposer, se réduisent à faire fermer, ou à laisser ouvertes, selon les appréciations individuelles, quelques écoles; à empêcher, autant que faire se peut, les enfants de sortir quand ils sont entrés en convalescence; en un mot nous attendons les bras croisés, dans une attitude toute philosophique, que l'épidémie s'éteigne d'elle-même, sauf à la voir reparaître dans des conditions identiques, deux ou trois ans après.

Voilà, en quelques mots, tracé le tableau des épidémies de rougeole dans nos communes rurales.

On considère vulgairement cette maladie comme un

mal à peu près nécessaire, auquel peu d'enfants échappent, auquel d'autres payent quelquefois deux ou trois fois un léger tribut.

A mon avis, on a tort de considérer la rougeole comme une maladie fatale. Quand on le veut on peut en préserver les enfants ; on n'est pas fatalement obligé de la subir. Nous devons nous en garer. On a beau dire que c'est une maladie bénigne ; il n'en est pas moins vrai que la mortalité de la rougeole, étant en moyenne de 4 à 5 %, cette mortalité peut, dans certaines circonstances, atteindre 18 et 20 %, comme nous l'avons vu en 1878-79 à Rambervillers, elle peut aller bien au delà, puisque, dans certains milieux, les hôpitaux d'enfants par exemple, eu égard aux complications survenues, 40 et 45 % des enfants atteints ont succombé.

On ne peut donc taxer de puérile ou de ridicule cette préoccupation de vouloir restreindre le domaine de la rougeole et de contribuer de cette façon à la diminution de la mortalité des enfants en bas-âge.

La moitié du problème que nous nous sommes posé est déjà résolue, car nous connaissons, on ne peut mieux, tous les symptômes, toutes les formes, toutes les complications de la rougeole. Nous savons comment se produit l'infection, de quelle durée est la période d'incubation, etc , etc. Et nous ne faisons rien ou presque rien.

Désirons-nous soustraire le plus d'enfants qu'il nous sera possible aux chances de contagion de la rougeole ? Assurément. — Possédons-nous, des moyens qui nous permettent de diminuer ces chances de contagion ? Je le crois. — Nous savons — ces faits sont depuis longtemps à l'abri de toute contestation — que bien que contagieuse la rougeole l'est à un moindre degré que la scarlatine, qu'en dehors d'un certain rayon assez restreint, l'air ambiant n'est pas le principal agent de propagation du contage, que pour que cette contagion ait lieu il faut qu'il ait en quelque sorte contact, fréquentation par l'enfant sain de l'enfant contaminé. Dans certaines épidémies, le médecin a pu facilement relier entre eux les anneaux de la chaîne et s'assurer de ce fait. D'autre part, on sait que la rougeole est contagieuse à toutes ses périodes depuis les premières manifestations du catarrhe oculo-nasal jusqu'à la fin de la période de desquamation — peut-être encore après. — Nous jugerons cette question tout à l'heure.

Enfin, comme troisième donnée, toute question de

traitement étant écartée, nous ne pouvons comme prophylaxie disposer que deux espèces de moyens : l'*isolement*, la *désinfection*.

Les termes de la question étant ainsi nettement posés : d'une part ce que j'appellerai les éléments d'attaque, d'envahissement; de l'autre, les moyens de résistance et de défense; nous pouvons dès à présent constater que nous faisons, que nous continuons à faire la part trop belle à l'ennemi. Nous n'isolons pas, nous ne désinfectons pas. J'avoue que ce n'est pas absolument de notre faute si nous lâchons pied devant l'invasion, mais il y a lieu de se demander cependant si en utilisant mieux, en mettant mieux à profit les moyens de défense dont nous disposons, nous ne serions pas à même d'obtenir des résultats supérieurs à ceux auxquels nous sommes arrivés jusqu'à présent, et qui sont déplorables.

Une doctrine qui cherche à se faire jour depuis peu d'années est que, dans la prophylaxie des maladies épidémiques, la désinfection est supérieure à l'isolement. Nous allons voir, en ce qui regarde la rougeole, quels sont de ces deux espèces de moyens ceux que nous devons appeler à notre aide.

Tous, nous avons pu constater ce fait c'est que les épidémies de rougeole éclatent généralement de la façon suivante :

Un enfant sain a été, dans un village voisin, ou à la ville prochaine, en contact avec un enfant contaminé. Dix à douze jours se passent, jours pendant lesquels l'enfant a continué à aller en classe, et un beau matin, l'enfant malade, au milieu de ses petits camarades, présente les premiers symptômes de la rougeole. Il quitte l'école le jour même, pas toujours, mais, dès cette heure, tous les voisins sont infectés et dix à douze jours après, le quart ou la moitié de l'école est rubéolique. L'épidémie bat son plein. Il n'y a plus moyen de l'arrêter. On la subit et les mesures que l'on applique sont inefficaces.

Après l'école, c'est au catéchisme, c'est dans toutes les agglomérations d'enfants que les choses se passent de cette façon. Ce que je dis ici de la rougeole pourrait se répéter pour toutes les autres affections contagieuses qui sévissent spécialement sur les enfants et c'est parce que ces considérations ont trait à l'hygiène générale, à l'hygiène scolaire, qu'on me pardonnera de m'être appesanti sur ces détails qui peuvent paraître à quelques-uns un peu futiles, mais qui, à mon gré, ont une grande imporance, que je vais m'efforcer de mettre en lumière.

Pour éviter une épidémie de rougeole, il faut donc atteindre l'enfant (généralement il est seul) qui est porteur du germe rubéolique, germe qu'il a contracté dans un village voisin. Et avant d'aller plus loin, je note qu'à ce moment l'isolement est de beaucoup supérieur à la désinfection, car la désinfection n'empêchera plus la maladie d'évoluer ; ce qu'il faut, c'est isoler l'enfant en période d'incubation, c'est-à-dire avant que les premiers symptômes de la maladie se soient montrés, ou du moins aussitôt leur première apparition. Beaucoup d'entre nous croiront qu'il est bien difficile d'isoler un enfant, qui n'est pas encore malade, qui est uniquement susceptible de le devenir, et qu'il importe d'éloigner de ses petits camarades, avant qu'il ait présenté les premières manifestations d'une affection dont on ne pourra plus arrêter l'évolution épidémique à partir du moment où on en aura constaté les premiers signes.

Je ne crois pas que la chose soit aussi irréalisable qu'elle peut le paraître au premier abord.

Remarquons que dans l'immense majorité des cas la rougeole est une maladie importée. Pour ce qui me regarde personnellement j'ai pu, dans toutes les épidémies dont j'ai été le témoin, saisir le mode d'importation et mettre le doigt sur l'enfant propagateur du contage. C'est pour cela que je n'admets guère que, dans leurs rapports, des médecins puissent dire que dans certains villages la rougeole a eu une origine spontanée. On n'a pu découvrir la fissure. Voilà tout. Voici donc ce que je propose, étant donné qu'il faut isoler avant l'apparition des symptômes, l'enfant susceptible de communiquer à ses camarades une maladie qui est encore chez lui à l'état d'incubation.

Le bulletin sanitaire de quinzaine, qui actuellement est adressé régulièrement à tous les médecins, devrait l'être également non seulement aux autres médecins du département, mais encore à tous nos instituteurs et institutrices, puisqu'en thèse générale l'école est le premier théâtre de l'épidémie, le lieu de prédilection de la contamination. Ces instituteurs sauront comme nous, surtout au moyen de la carte qui est jointe à ce bulletin et qui nous rend les plus grands services, quels sont les points du département qui sont contaminés. Ces points désignés sur la carte sont plus ou moins éloignés. Quoiqu'il en soit, les instituteurs seront avertis et devront, selon le moment et le lieu, déployer une vigilance plus ou moins grande. C'est entre leurs mains et non dans les nôtres que se trouve le moyen vrai de s'opposer efficacement à l'envahissement d'une affection contagieuse comme la rougeole. Un instituteur a trente élèves : sa classe est au complet. Pas un enfant ne manque, aucun n'est malade. Il sait qu'à dix, quinze ou vingt kilomètres de là, dans tel ou village, la rougeole règne à l'état épidémique. Les enfants ont eu un ou deux jours de congé. Qui empêcherait cet instituteur de faire sa petite enquête à la rentrée, de demander lorsqu'ils se trouveront réunis pour la première fois, si l'un ou l'autre d'entre ces élèves a été, pendant les derniers jours écoulés, dans une commune qu'il sait ne pas être indemne. Il est facile de savoir si tel ou tel enfant a quitté le village, ou il a été, si des voisins sont venus lui rendre visite. A la campagne, tout se sait : le plus petit fait ne peut être tenu secret ; on vit à découvert, et je répète que s'il veut s'en donner la peine, un instituteur saura toujours si un de ses élèves a été en contact avec un autre enfant provenant d'un village contaminé.

Quant à nous, nous n'avons aucun scrupule à demander à ce que cette enquête se fasse et consciencieusement. Il s'agit de l'intérêt général et l'on cherche souvent, surtout à la campagne, à violer le secret de la vie privée pour des motifs qui sont bien moins honorables et bien moins louables que ceux sur lesquels nous nous appuyons actuellement.

Or, l'instituteur sait si l'un de ses élèves s'est absenté récemment de son village, où il a été. Dès ce moment, surtout si le lieu désigné est noté sur la carte des épidémies, il a l'œil ouvert sur son élève; il peut, s'il a le moindre doute et s'il s'agit de rougeole, par exemple, demander à cet enfant de ne pas venir en classe, du 8e au 15e jour. A mon avis, il ferait encore mieux de prévenir le médecin-inspecteur de la circonscription — simplement et directement — par la voie du maire, sans recourir à l'intervention de la préfecture, de ses doutes ou de ses craintes. Le médecin inspecteur restera juge. Ce dernier pourra demander le renvoi momentané de l'école et faire comprendre aux parents de l'enfant que pendant quelques jours cet enfant, qui est susceptible d'être contaminé, devra être mis à l'écart de ses petits camarades. Il pourra insister auprès des parents sur la responsabilité qu'ils encourraient vis-à-vis des autres habitants, si par leur faute, la négligence qu'ils auraient mise à ne pas suivre l'avis qui leur est donné, ils se trouvaient prochainement être les auteurs volontaires, déterminés, de l'épidémie qui peut surgir. Ce sont des considérations auxquelles cela est plus que probable, nos bons villageois mêmes ne resteraient pas insensibles par la peur salutaire des récriminations qu'ils souleveraient à l'occasion et de la responsabilité qui pèserait sur eux.

Je ne me dissimule pas qu'il y aura bien quelques difficultés à faire entrer ces mesures dans la pratique. Je les crois néanmoins très-efficaces. Il faut bien nous dire que ce moyen est le seul que nous possédions de nous opposer, avec sûreté, dans les communes rurales, à l'envahissement, à la contagion des maladies épidémiques. Qui veut la fin, veut les moyens; nous voulons l'isolement, puisque la désinfection du premier contaminé est illusoire. Il est matériellement démontré que si nous y renonçons, il faut renoncer à empêcher la diffusion des maladies épidémiques.

Il se peut, je dirai plus, c'est la règle, que le premier malade ait des frères ou des sœurs; s'il ne peut être rigoureusement séparé, l'accès des écoles devra être interdit aux autres enfants de la famille. Il faudrait faire appliquer dans ce cas la règle de conduite que nos braves campagnards suivent déjà spontanément, et avec une rigueur que nous serions heureux d'obtenir, pour ce qui regarde la fièvre typhoïde. Quand, dans un village, on sait que dans telle ou telle maison est un malade atteint de fièvre typhoïde, le vide se fait autour d'elle, et ni prières, ni argent ne pourraient décider les moins timorés à en franchir le seuil.

Il résulte des considérations que nous venons de développer que c'est à l'isolement sévère du premier malade, ou pour mieux dire, de celui même qui est susceptible de le devenir, que doivent tendre nos efforts. Pour nous opposer efficacement à l'envahissement d'une épidémie de rougeole, il faut que nous soyons avertis à temps, et nous ne pouvons l'être que si les personnes intelligentes et instruites de la campagne, qui sont en communication quotidienne avec les enfants nous donnent, étant à même de le faire, les indications dont nous avons besoin.

L'isolement est la seule mesure recommandable pendant la période de début et pendant la période d'état de la maladie. On ne peut légitimement espérer que des procédés de désinfection, quelqu'énergiques qu'ils soient, soient jamais suffisants à annihiler tous les germes d'un rubéolique en pleine éruption. Il faut éloigner les enfants sains de ce contact. A cela doivent se borner nos efforts et on a pu voir que la tâche est difficile. Il n'en est plus de même à la période de convalescence, pendant la desquamation.

Nous assistons ici au triomphe de la désinfection. L'enfant malade ne produit plus de germes infectieux; ces germes se trouvent déposés à la surface de son corps; ils peuvent être détruits rapidement et cette longue période de séquestration, à laquelle on soumet les rubéoliques, peut être diminuée dans une large mesure. Ces six semaines classiques de réclusion n'ont plus leur raison d'être avec les données de la sciences nouvelle et les procédés de destruction des germes morbides, procédés auxquels nous recourons actuellement avec une confiance dont s'étonnent nos anciens.

Le germe rubéolique est beaucoup moins diffusible que celui de la scarlatine; il perd de sa vitalité à mesure que l'on s'éloigne de la période d'état de la maladie, et si les chances de contagion sont encore réelles à la période de desquamation, elles sont incontestablement beaucoup moins grandes que celles de la période catarrhale. Ce qui semble prouver cette diminution de vitalité c'est, à ce qu'on assure, la prolongation de la période d'incubation, qui résulte de la contamination faite au moment de la desquamation.

Permettez-moi de vous citer, en ce qui regarde la valeur de la désinfection à la période de desquamation, un fait qui m'est personnel. Cet exemple vaudra mieux que toutes les explications possibles. Dans une famille que je ne nommerai pas, parce qu'elle me touche de trop près, sont trois enfants. Les deux aînés n'ont jamais eu la rougeolle. Le troisième a été atteint au cours de la dernière épidémie que nous venons de traverser. Un jour, les trois enfants vivant encore en commun, je m'aperçois que le plus jeune, qui fréquentait l'asile, présente les symptômes initiaux de la rougeole. Je le sépare aussitôt de ses aînés, qui sont relégués dans une maison séparée, sans aucun contact avec le petit malade qui, au bout de quatre ou cinq jours, présentait une éruption confluente.

Tout se passe sans accidents et lorsque la convalescence est parfaite, qu'on a traversé la période de desquamation, je procède à la désinfection de l'enfant qui, du haut en bas, est lavé énergiquement avec de la liqueur de Van Swiéten, à la désinfection de l'appartement et de tous les objets de literie qui sont soumis à des pulvérisations de salicol pur. Au bout de trois semaines, jour pour jour, les trois enfants reprennent chacun leur place à la table et dans la salle communes. Les deux aînés, qui jusqu'à cette heure, ont pu être préservés de la rougeole, malgré leur réceptivité spéciale, n'ont pas été contaminés.

Ce fait qui peut être un fait isolé, n'en a pas moins une certaine valeur. Cette expérience, j'avais le droit de la faire, et elle porte en elle son enseignement. D'autres de mes confrères peuvent, dès ce jour, être autorisés à la tenter et c'est pour cela que j'ai voulu la faire connaître. Elle vous prouve déjà de quelle valeur peut être la désinfection chez les convalescents de rougeole; et si nous devons, par tous les moyens possibles, obtenir l'isolement des rubéoliques pendant les premières périodes de la maladie, il semble que nous soyions autorisés à user des procédés de désinfection chez les convalescents, de manière à réduire cette période de séquestration et de réclusion, à laquelle nous condamnions inutilement nos petits malades. Peut-être cette période de trois semaines pourra-t-elle être réduite encore et pourra-t-on procéder à la désinfection des rubéoliques aussitôt que la fièvre sera tombée. Je l'espère, l'avenir nous le dira.

Il est une autre désinfection à laquelle il faut que nous songions. C'est à la désinfection du médecin, qui, en temps d'épidémie, journellement en contact avec des germes infectieux, les transporte, ou du moins peut les transporter d'une maison dans une autre, parce qu'il n'a pas pris au préalable les précautions antiseptiques que la prudence lui commande.

On a cité des cas de rougeole, dans lesquels le médecin a joué le rôle d'agent propagateur. Moi-même j'en ai un cas très net à mon actif, je devrais dire plutôt à mon passif. Aussi j'estime que le médecin doit, en temps d'épidémie de rougeole ou d'une autre affection contagieuse, se préoccuper de sa désinfection personnelle. Il me semble qu'il devrait visiter tous ses rubéoliques les uns après les autres sans s'arrêter aux autres malades, qu'il ne visiterait qu'après avoir complètement changé de vêtements. Les vêtements qu'il aurait portés pendant ses visites aux rubéoliques devraient être désinfectés journellement et soumis à des pulvérisations de salicol et de sublimé.

Dr Lardier.

Rambervillers, Typ. Méjeat. - 286 - 89.

www.ingramcontent.com/pod-product-compliance
Lightning Source LLC
LaVergne TN
LVHW012018170826
845678LV00004BA/1544

* 9 7 8 2 3 2 9 6 1 8 7 7 7 *